JN108788

どっちを選ぶ？ クイズで学ぶ！

感染症サバイバル

全3巻 内容説明

1　インフルエンザ 新型コロナウイルス感染症

- 高熱が出てとってもつらい…。頭のほかに、どこを冷やすと効果的？
- くしゃみがしたいけどハンカチがない！どうしよう？
- せきが出るのでマスクをつけよう！正しいつけ方は？
- 新型コロナウイルスに効く薬はあるの？　など

2　腸管出血性大腸菌感染症O157 ノロウイルス感染症

- あれ、トングが1つしかないよ！肉と野菜どちらを先に焼けばいい？
- つぎは貝を焼こう！焼くときに気をつけることは？
- 急に吐きけがして、はげしく吐いちゃった。これって？
- げりや吐きけが止まらない…。こんなときはどうすればいい？　など

3　手足口病 とびひ（伝染性膿痂疹）

- 水ぶくれを早く治したい！どうするといい？
- 手足口病にかかった人がトイレの後に気をつけることは？
- つぶれた水ぶくれは、いったいどうすればいいの？
- とびひにかかったとき、おふろに入ってもいいの？　など

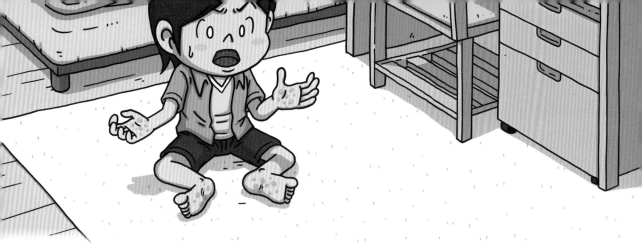

どっちを選ぶ？ クイズで学ぶ！

感染症サバイバル

著 ➡ 岡田晴恵

イラスト ➡ 大野直人

手足口病・とびひ（伝染性膿痂疹）

日本図書センター

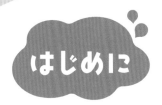

はじめに

　感染症とは、ウイルスや細菌などのとても小さな病原体が人の体に入りこむことでおこる病気のことです。みなさんのなかにも、高熱が出るインフルエンザや、食中毒をおこすO157、水ぶくれができる手足口病といった病気に、かかったことがある人がいるかもしれませんね。

　これらの病気は、せきやくしゃみ、食べものや飲みものなどをとおして、わたしたちに感染します。

　感染症にかかると、つらい症状が出るだけじゃなく、命にかかわることもあります。だから、手洗いや換気などで防ぐことが大事です。しかし、残念ながら予防をしていたとしても、感染症にかかってしまうことがあります。この本に登場する2人の主人公も手足口病、そしてとびひと、とくに子どもがかかりやすく、皮ふに症状があらわれる感染症にかかってしまいます。かかったときの対処のしかたや、注意したいことなど、みなさんも2人といっしょにクイズに答えながら、考えてみてください。

　この本を読んで、感染症にかかったときにおこることを知っておけば、自分の体を守る行動や、まわりに広げないためのくふうができます。ぜひ、この本を感染症対策に役立ててください。

白鷗大学教授　岡田晴恵

この本の見方

感染症の知識や、感染したときの正しい行動をクイズにしているよ。

問題のむずかしさを3段階で表示しているよ。

問題の答えをイラストとともに紹介するよ。

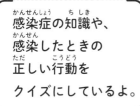

問題 1 手のひらや足のうら、口のなかに水ぶくれが！ これって？

むずかしさ ★★★

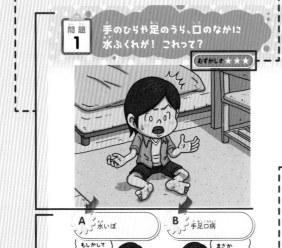

A 水いぼ
もしかして水いぼ？

B 手足口病
まさか手足口病？

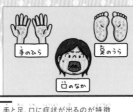

手のひら / 足のうら / 口のなか

答え B 手足口病

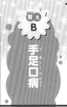

夏にはやる病気だけど、冬も要注意だ！

手と足、口に症状が出るのが特徴

手足口病は、その名のとおり、手のひらや足のうら、口のなかなどに小さなピンク色の水ぶくれがあらわれる病気だよ。手や足の水ぶくれは、かゆみや痛みがないことが多いけれど、口のなかにできた水ぶくれがつぶれると、口内炎のようにひどく痛むんだ。さらに軽い熱が出ることもあるよ。

なかには手、足、口のどこか一部にしか水ぶくれができない人もいるけれど、その場合も、油断せずに病院へいこう。

A を選んだキミは…

白っぽい水ぶくれができる水いぼ

水いぼになると、白っぽい水ぶくれができるよ。つぶれると、なかからウイルスが出てきて、いぼを増やしてしまう。わきの下やひじの内側、ひざの内側など、こすれてつぶれやすい場所で増えやすいんだ。たまに軽いかゆみが出ることもあるけれど、数か月～2年ほどで自然に治ることが多いよ。

10 / 11

問題の選択肢だよ。どちらが正しいか自分で考えてみよう。

答えについてくわしく説明しているよ。

問題に関係することがらを紹介するコラムだよ。

マコト
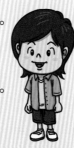
この本の主人公のひとり。小さな子どもと遊ぶのが好きなやさしい男の子。

アズキ
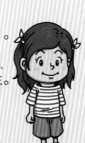
この本の主人公のひとり。おてんばなマコトの同級生。友だち思い。

サバイバルマスター
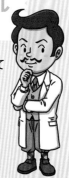
感染症について知りつくしたお医者さん。

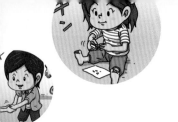
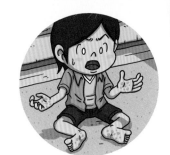
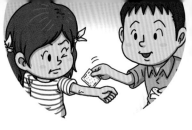

もくじ

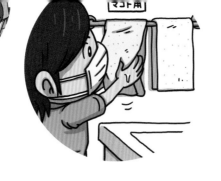
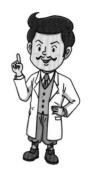
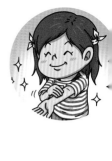

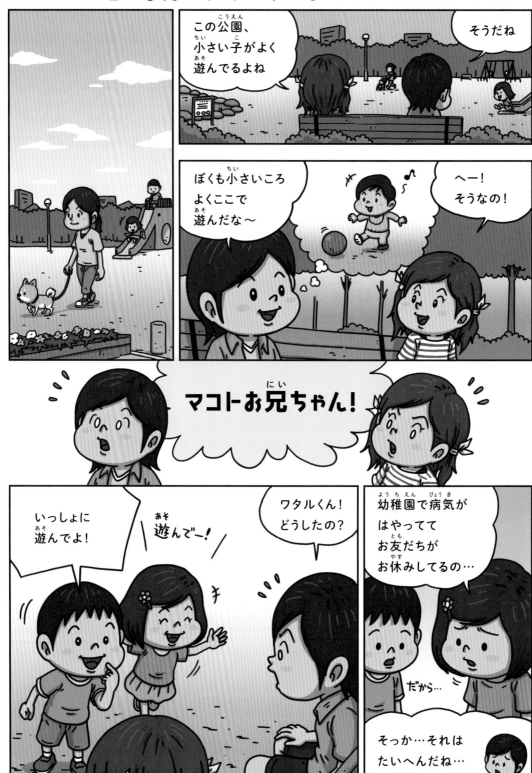

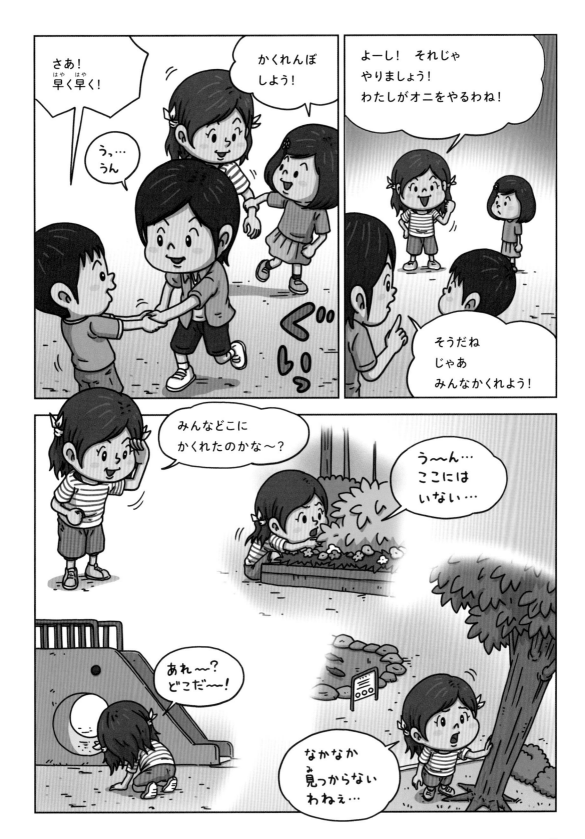

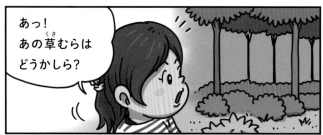

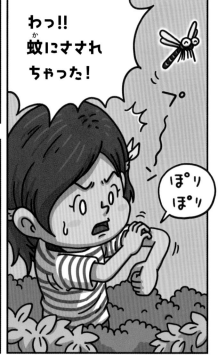

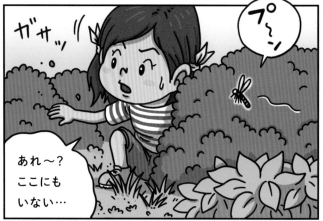

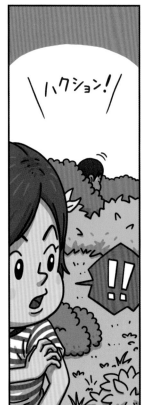

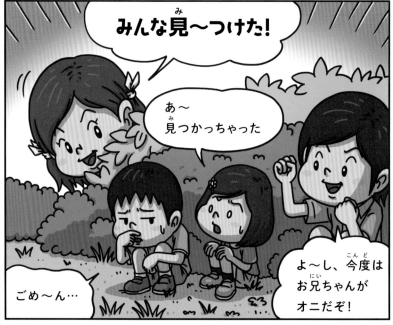

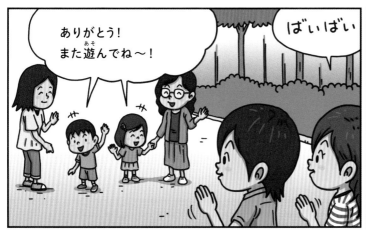

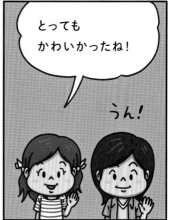

数日後…
ワタルたちと遊んだマコトとアズキのはだに
なにやら変化がありました。それは…

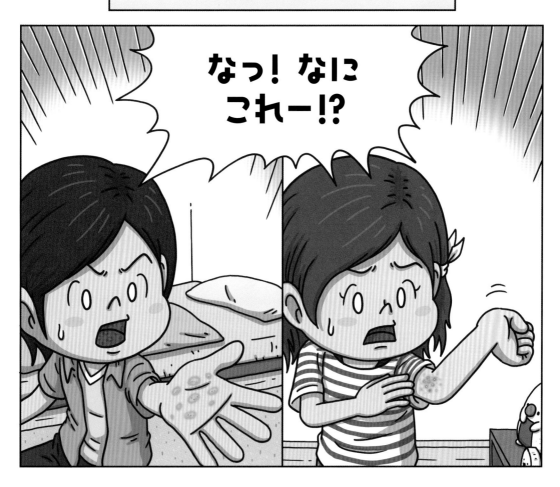

問題1

手のひらや足のうら、口のなかに水ぶくれが！ これって？

むずかしさ ★★★

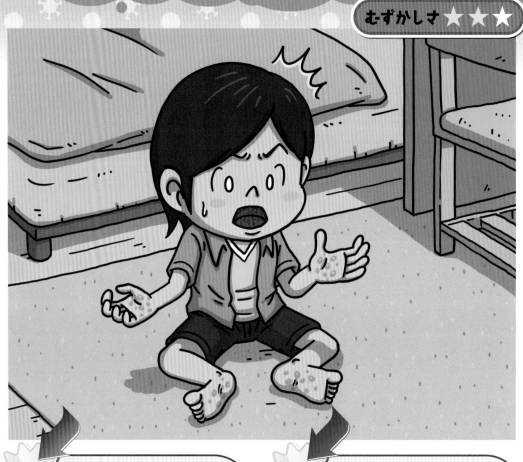

A 水いぼ

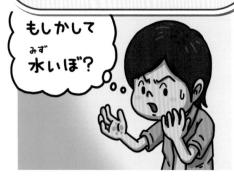

B 手足口病

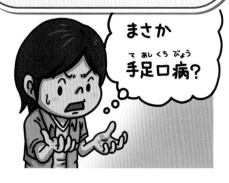

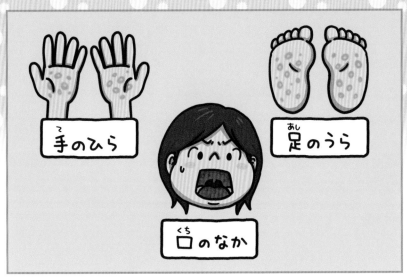

手のひら

足のうら

口のなか

手と足、口に症状が出るのが特徴

　手足口病は、その名のとおり、手のひらや足のうら、口のなかなどに小さなピンク色の水ぶくれがあらわれる病気だよ。手や足の水ぶくれは、かゆみや痛みがないことが多いけれど、口のなかにできた水ぶくれがつぶれると、口内炎のようにひどく痛むんだ。さらに軽い熱が出ることもあるよ。

　なかには手、足、口のどこか一部にしか水ぶくれができない人もいるけれど、その場合も、油断せずに病院へいこう。

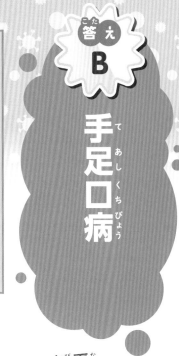

夏にはやる病気だけど、冬も要注意だ！

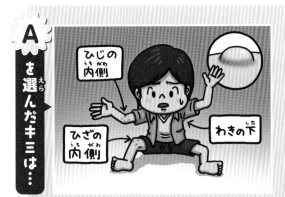

A を選んだキミは…

ひじの内側

わきの下

ひざの内側

白っぽい水ぶくれができる水いぼ

　水いぼになると、白っぽい水ぶくれができるよ。つぶれると、なかからウイルスが出てきて、いぼを増やしてしまう。わきの下やひじ、ひざの内側など、こすれてつぶれやすい場所で増えやすいんだ。たまに軽いかゆみが出ることもあるけれど、数か月〜2年ほどで自然に治ることが多いよ。

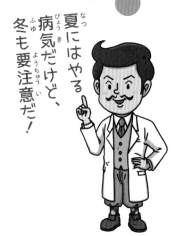

手足口病は、手・足・口以外に症状が出ることも。出やすいのは？

むずかしさ ★ ★ ★

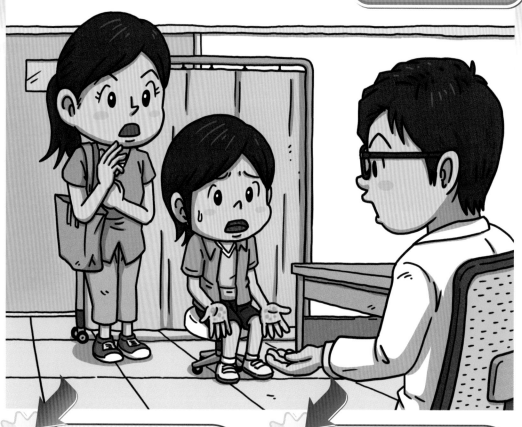

A おしりやひざに水ぶくれができる

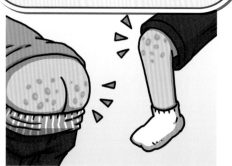

B 頭や顔に水ぶくれができる

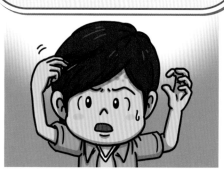

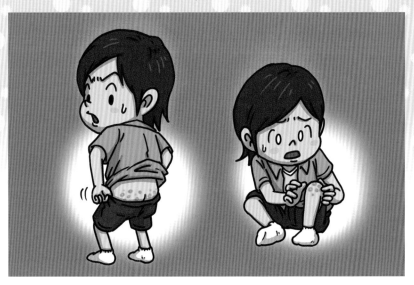

おしりやひざに水ぶくれができる

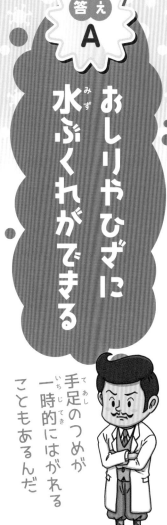

手足のつめが一時的にはがれることもあるんだ

手や足、口以外の水ぶくれにも注意

手足口病になると、手や足、口のほかに、おしりやひざに水ぶくれができることも。おしりだと、自分では気づけないことが多いから、なにか変だと感じたら家族に見てもらおう。頭や顔に水ぶくれができることは、ほとんどないよ。

手足口病を引きおこすウイルスは何種類かいて、ウイルスの種類によっては、重い病気を引きおこすこともある。だから、水ぶくれができたら、まずはすぐにおとなに知らせよう。

クイズ深掘り！

手足口病から、もっと重い病気になってしまうことも

もし水ぶくれ以外に、高い熱が出たり、頭痛がしたり、吐いたりした場合は要注意。手足口病にかかったことによって、髄膜炎や心筋炎、脳炎などの重い病気を引きおこしている可能性があるよ。このような症状があったらすぐに病院にいこう。

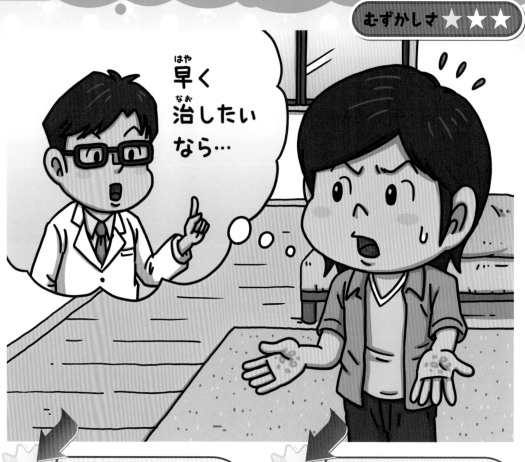

問題 3

水ぶくれを早く治したい！どうするといい？

むずかしさ ★★★

早く治したいなら…

A　水ぶくれをつぶす

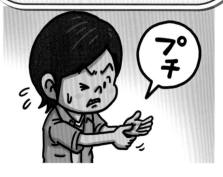

プチ

B　水ぶくれにさわらない

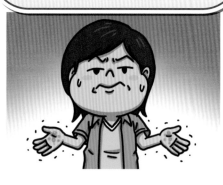

14

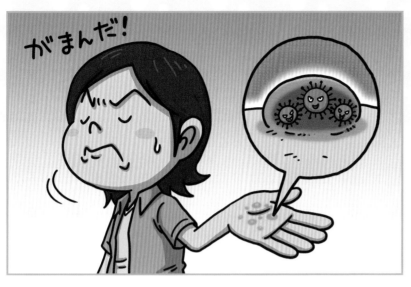

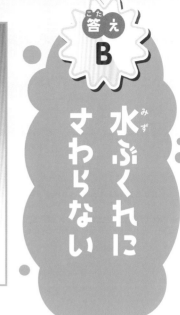

水ぶくれはつぶすと悪化しやすくなる

水ぶくれができると、気になってさわってしまったり、つぶしたりしたくなるけれど、早く治したいならがまんするのが正解。水ぶくれをつぶすと、そこからいろいろな細菌が入って、うんだり、キズあとが残ってしまったりすることもあるんだ。

また、水ぶくれのなかには、手足口病をおこすウイルスがたくさん！　つぶすとウイルスが出てきて、ほかの人にうつす可能性もあるから絶対にやめようね。

もしつぶれてしまったら、ガーゼなどでおおっておこう

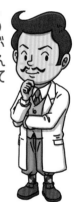

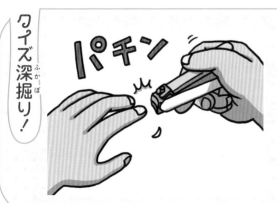

クイズ深掘り！

パチン

水ぶくれをキズつけないよう つめを切っておこう

つめが伸びていると、うっかり水ぶくれをつぶしてしまうことがあるよ。そうすると、つめのあいだにいるいろいろな細菌が、つぶれた水ぶくれに入りこんでしまうんだ。だから、ふだんからこまめにつめを切って清潔にしておこうね。

問題 4

口のなかの水ぶくれにはウイルスがたくさん！ 気をつけることは？

むずかしさ ★ ★ ★

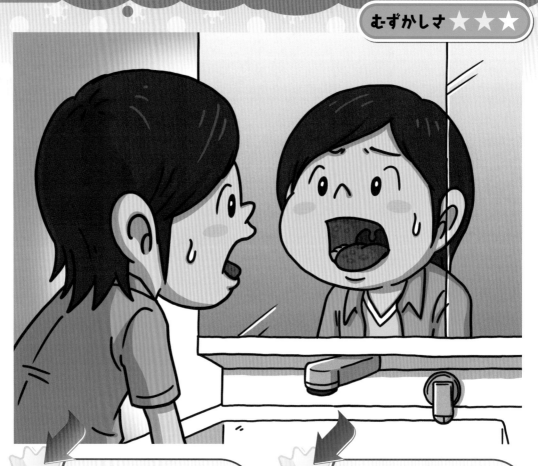

A マスクをする

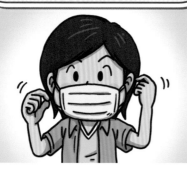

B こまめにつばを吐く

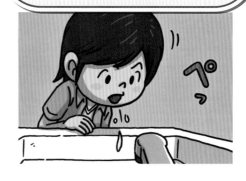

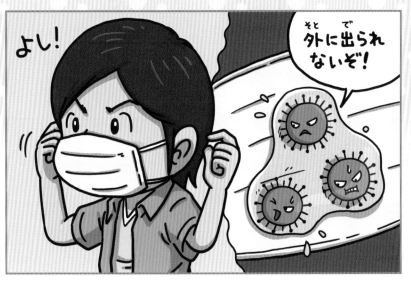

ウイルスは
のどで増えるから
つばにもひそんでいるぞ

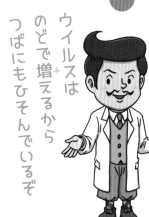

ウイルスが外に出るのを防ごう

口のなかにできた水ぶくれがつぶれると、そこからウイルスが飛び出してくるよ。その状態で人としゃべったり、くしゃみやせきをしたりすると、ウイルスが口から外に飛び出して、ほかの人にうつってしまうかもしれないんだ。だから、手足口病のときはマスクを忘れずにつけよう。

手足口病のときに、つばを吐くのは絶対にダメ！　つばといっしょに口から出たウイルスが、まわりに飛びちる危険があるよ。

クイズ深掘り！

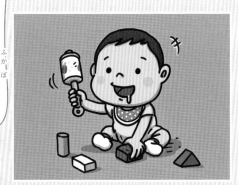

小さな子どものおもちゃに注意

手足口病は、小さな子どもがかかりやすい病気。感染した子どもがよだれをたらしたり、なめたりしたおもちゃには、ウイルスがくっつくよ。だから、小さな子どもがいる家や、保育園などのおもちゃを共用する場所では、おもちゃをこまめに消毒することが大事だよ。

手足口病にかかった人が トイレの後に気をつけることは？

むずかしさ ★★★

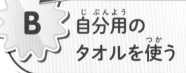

A 固形石けんを使う

B 自分用の タオルを使う

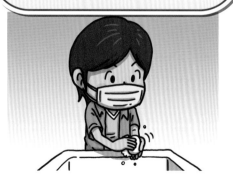

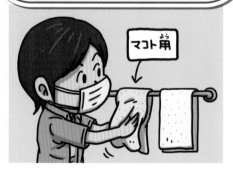

マコト用

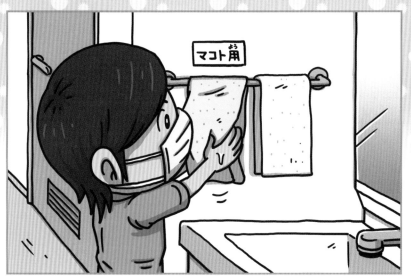

共用タオルから感染が広がることも

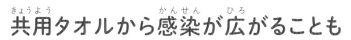

手足口病のウイルスは体のなかに入ると腸でも増えるよ。そして、うんちといっしょに体の外に出てくるから、おしりをふいたときに手にくっつくことがあるんだ。だから、トイレの後に手を洗ったら、自分専用のタオルでふこう。ほかの人と同じタオルを使うと、洗いきれなかったウイルスがタオルについて、ほかの人の手に移動するかもしれないからね。固形石けんにも、タオルと同じようにウイルスがつくことがあるから注意しよう。

手洗いには
液体石けんが
おすすめ！

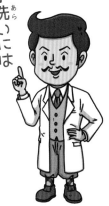

クイズ深掘り！

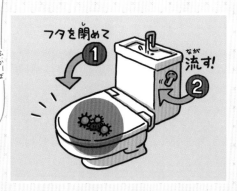

フタを閉めて **1**

流す！ **2**

トイレの後は流し方にも注意しよう！

うんちをした後、トイレのフタを閉めずに流すと、流れる水の勢いでウイルスが舞ってしまうことがあるよ。それをほかの人が吸いこむことで、感染が広がることもあるんだ。ふだんからトイレの後は、フタを閉めてから流す習慣をつけておくといいね。

おなかがすいたけど口のなかが
痛い…。口にしていいものは?

A 温かいスープ

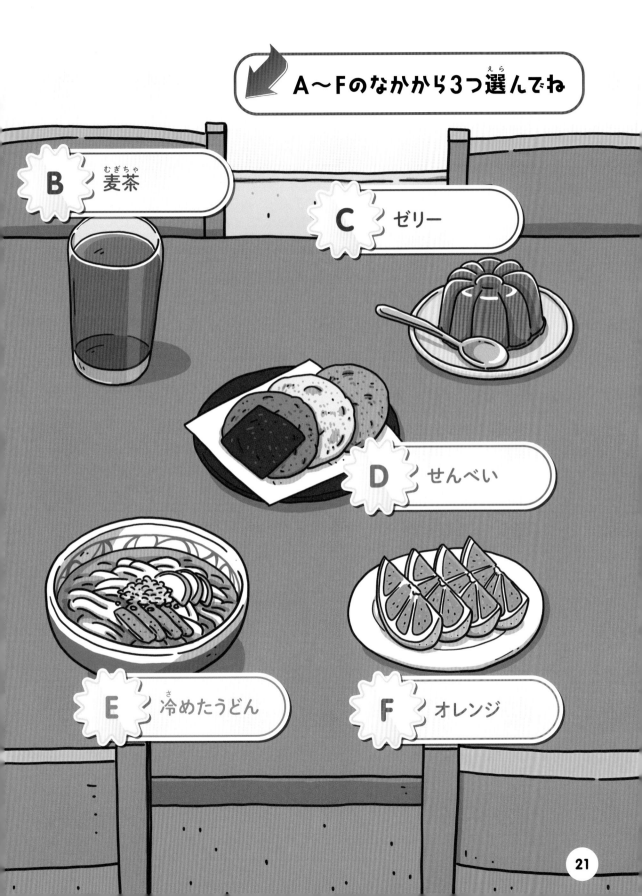

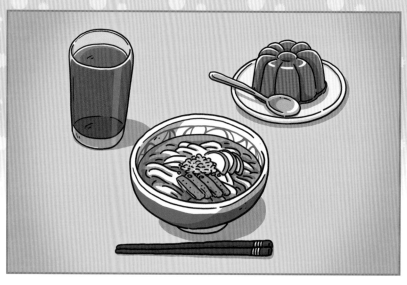

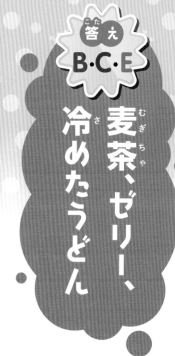
刺激の強いものはさけて食べよう

　口のなかの水ぶくれがつぶれると、食べものが食べられないほど痛くなることがあるよ。そんなときでも、水や麦茶などはきちんと飲んで、脱水症状にならないように注意しよう。

　少しでも食べられそうなら、やわらかくて刺激が少ないものを食べよう。冷めたうどんやゼリーなどがおすすめ。からいものやすっぱいもの、また、しょっぱいものや熱いもの、かたいものを食べると、より痛みが出てしまうよ。

脱水症状予防にスポーツドリンクもおすすめ！

クイズ深掘り！

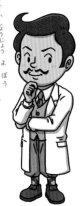

痛みががまんできないときは病院へいこう

　口のなかの水ぶくれがつぶれると、口内炎になってどんどん痛くなるよ。がまんできないときは病院にいこう。症状にあわせて痛みをおさえる薬をもらえるからね。口のなかを手でさわったり、自分の判断で薬を使ったりするのはやめよう。

まわりの人が手足口病になったら？

手足口病には、ウイルスをやっつける薬や予防できるワクチンがないんだ。だから、もしまわりの人が手足口病にかかったら、感染が広がるのを防ぐために、ウイルスを自分の体に入れないようにすることが大事だよ。それにはウイルスが体に入りこむ道すじ、つまり感染経路をさえぎる必要があるんだ。

ここでは感染を広げないために気をつけることを紹介するよ。

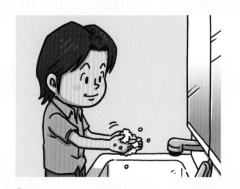

こまめに手洗いをする

つばや水ぶくれのなかにいるウイルスは、手から物、そして物からほかの人の手へと移動して広がっていくんだ。これを防ぐには、こまめな手洗いが大切。外から帰った後やマスクを取った後、ごはんの前、トイレの後、そして顔のまわりをさわる前には、しっかり手を洗おう。

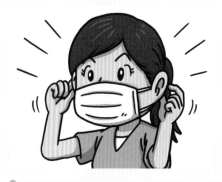

マスクをする

ウイルスは感染した人がくしゃみやせきをしたときに、つばといっしょに外に出てくる。これをまわりの人が吸いこむことで感染が広がるよ。だから感染した人はもちろん、まわりの人もマスクをすることが大事。マスクをすると口や鼻をさわることで体にウイルスが入りこむのも防げるよ。

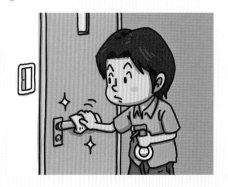

たくさんの人がさわる場所を消毒する

手すりやドアノブ、電気のスイッチ、テレビのリモコンなど、たくさんの人がさわる場所には、いろいろな人の手をとおして移動してきたウイルスがひそんでいる可能性が高いんだ。こうした場所をこまめに消毒することも、ほかの人への感染を防ぐために効果的だよ。

水ぶくれがおさまった！もう体にウイルスはいない？

むずかしさ ★★★

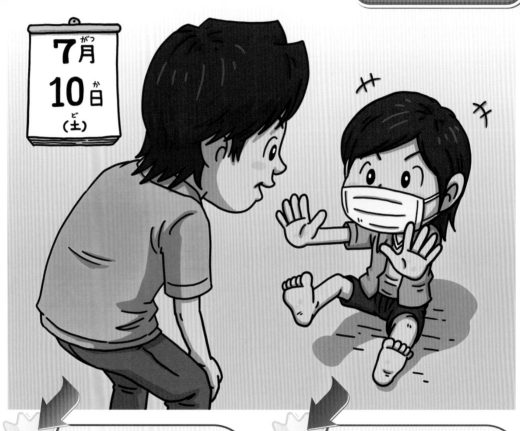

A 1〜2週間はうんちと出てくる

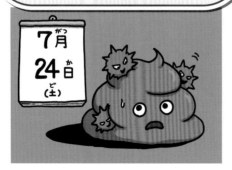

B 2〜4週間はうんちと出てくる

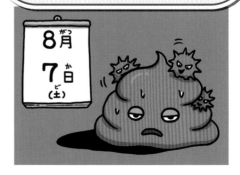

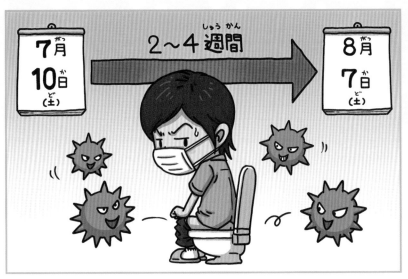

答え

B

2〜4週間はうんちと出てくる

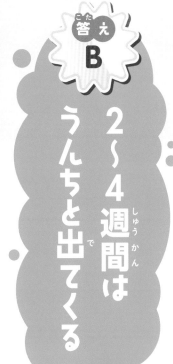

トイレまわりやドアノブなどの消毒も続けよう！

症状がおさまってもまだまだ注意！

　手足口病の水ぶくれは3〜7日間ほどでおさまるよ。だけど原因となるウイルスは、症状がおさまった後も2〜4週間ほど腸のなかに残っていて、うんちといっしょに体の外に出続けるんだ。

　だから、水ぶくれが消えても、完全に治ったと思って油断してはいけないよ。ほかの人にうつさないよう、こまめに手洗いをすることを忘れないようにしてね。とくに、トイレにいった後はよく手を洗うようにしよう。

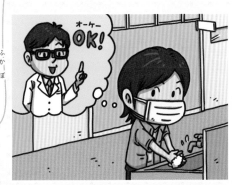

オーケー
OK!

クイズ深掘り！

登校するときの注意点

　いつもどおりの食事ができて、体の調子がよかったら、お医者さんに相談したうえで学校にいくことができるよ。でも腸のなかにウイルスが残っているから、ほかの人にうつさないように、こまめな手洗いを欠かさずにね。のどにも1〜2週間はいるから、マスクをするとよりいいよ。

問題 8

手足口病が完全に治った！これでもうすっかり安心かな？

むずかしさ ★★★

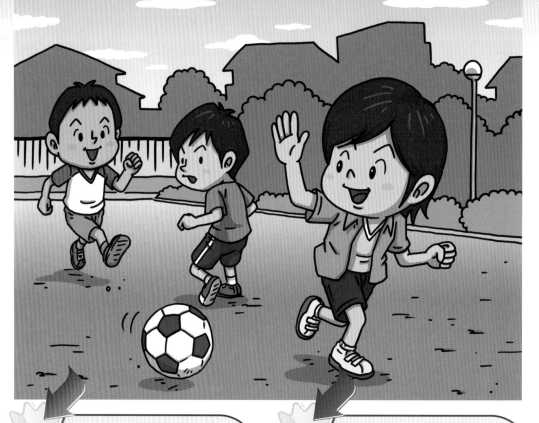

A 一度かかればもうかからないから安心

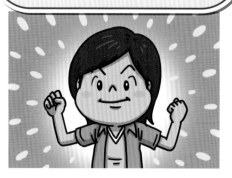

B またかかることもあるから注意

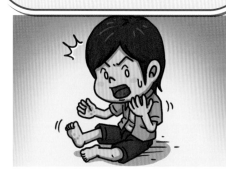

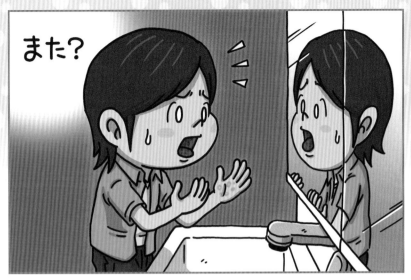

答え

B

またかかることも あるから注意

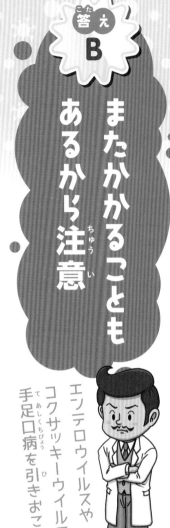

エンテロウイルスや コクサッキーウイルスが 手足口病を引きおこすよ

べつのウイルスによって再発することも

人の体には、一度かかった病気を防ぐ免疫というしくみがあるよ。「それなら一度手足口病にかかれば、もうかからないはず」と思うかもしれないね。けれど、手足口病を引きおこすウイルスは、じつは1種類だけではないんだ。原因となるウイルスは数種類いて、それぞれに手足口病をおこす力があるよ。だから、一度手足口病になって免疫ができたとしても、べつのウイルスに感染したら、また手足口病になってしまうんだ。

クイズ深掘り！

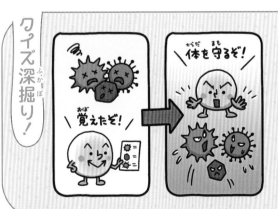

体を守るぞ！

覚えたぞ！

一度かかった病気を防ぐ免疫のしくみ

体の外から入ってきたウイルスや細菌などの病原体をやっつけるしくみを免疫っていうんだ。体のなかには体を守る細胞があって、一度体に入ってきた病原体の特徴や弱点を覚えるよ。だから、つぎに体に入ってきたときは、すぐにやっつけられるんだ。

むずかしさ ★★★

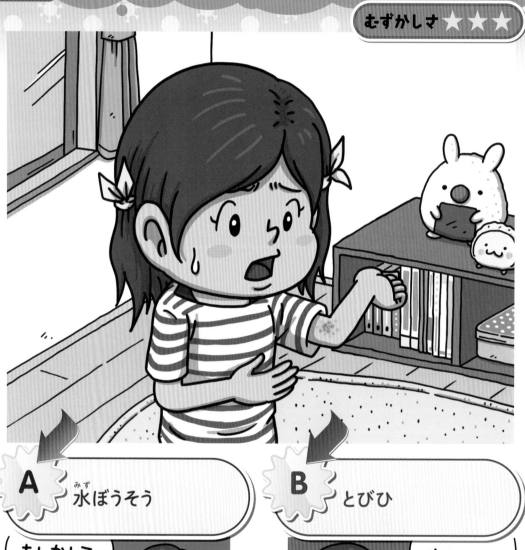

A 水ぼうそう

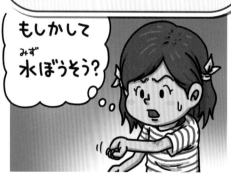

もしかして
水ぼうそう？

B とびひ

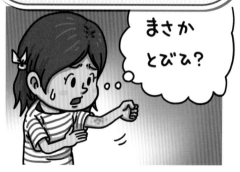

まさか
とびひ？

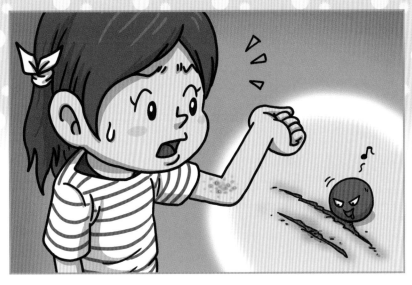

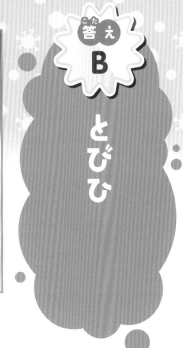

キズ口から細菌が入りこんでおこるとびひ

とびひは、キズ口から細菌が入りこむことでおこる皮ふの病気だよ。おもに黄色ブドウ球菌という細菌が原因となって水ぶくれをつくるんだ。虫さされやあせもをひっかいてできた浅いキズから広がることが多いよ。できた水ぶくれは、とてもかゆくなるのが特徴だよ。

とびひがはやりやすい時季は、虫さされやあせもができやすい夏なんだ。けれど、油断は禁物！　冬にかかることもあるよ。

A群溶血性レンサ球菌という細菌が原因になることもあるよ

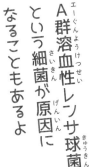
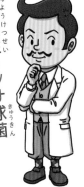

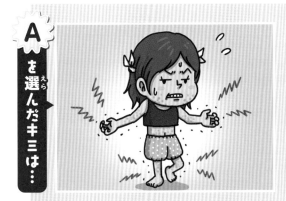

Aを選んだキミは…

全身に水ぶくれが広がる水ぼうそう

水ぼうそうにかかると、最初は虫さされのような赤いぶつぶつができるんだ。それがかゆみを増しながら水ぶくれに変わり、おなかや背中、胸、そして手足へと全身に広がるよ。水ぶくれはできた順にかさぶたになるから、赤いぶつぶつ、水ぶくれ、かさぶたが同時にある時期もあるんだ。

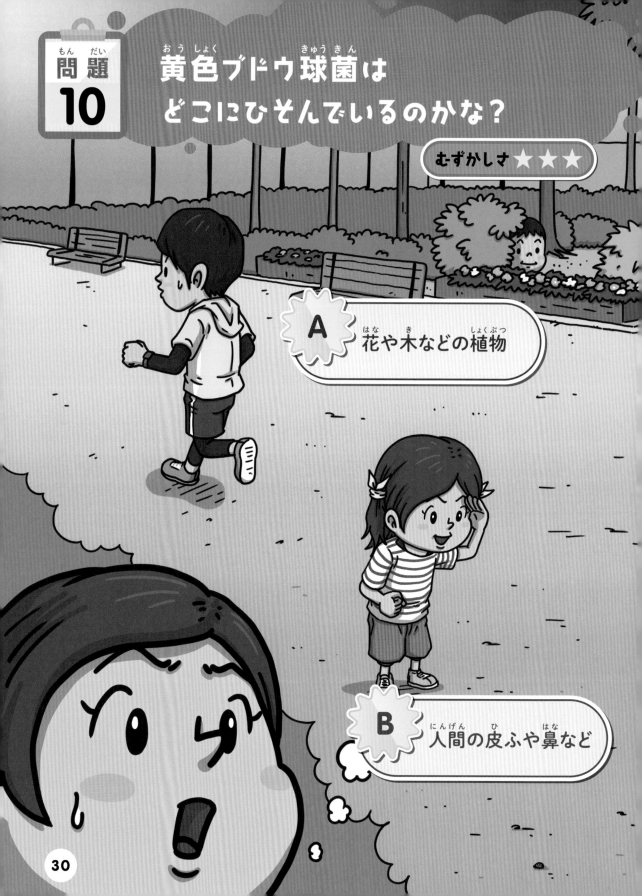

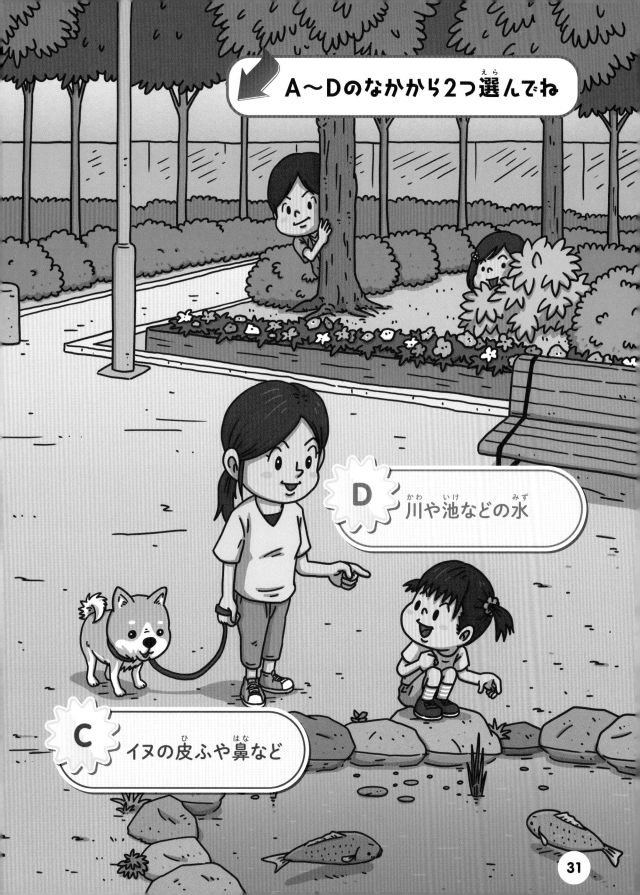

A〜Dのなかから2つ選んでね

D 川や池などの水

C イヌの皮ふや鼻など

31

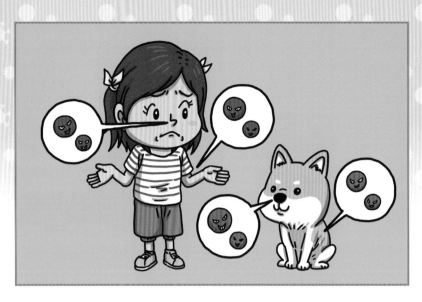

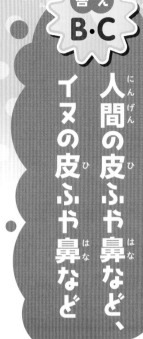
じつはいつも体にいる細菌が原因!

　とびひのおもな原因となる黄色ブドウ球菌。じつはこの細菌、人間や動物の皮ふ、毛にいつもいるんだ。とくに鼻の穴や耳の穴にたくさんひそんでいるよ。動物にいるといっても、人間とほかの動物では細菌の種類がちがうから、イヌから人へうつることはほぼないよ。黄色ブドウ球菌は健康な皮ふでは悪さをしないけれど、浅いキズを見つけると、そこで数を増やし、毒素を産み出してとびひをつくってしまうんだよ。

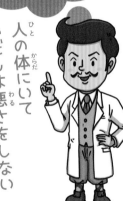

人の体にいてふだんは悪さをしない細菌を常在菌というよ

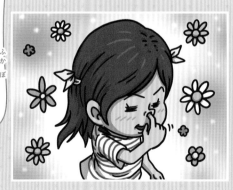

クイズ深掘り!

鼻をさわったら、すぐに手を洗おう

　鼻がムズムズして手でさわってしまったときは要注意。鼻のなかには黄色ブドウ球菌がたくさんいるから、その手でキズをさわると、とびひができてしまうかもしれないよ。鼻をほじるのをやめるのはもちろん、がまんできずにさわってしまったときは、すぐに手をよく洗う習慣をつけよう。

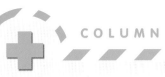

黄色ブドウ球菌が引きおこす病気

黄色ブドウ球菌は、人の体にいる身近な細菌の1つ。じつは、この細菌はとてもやっかいで、とびひだけではなく、さまざまな病気を引きおこすんだ。とくに黄色ブドウ球菌が産み出す毒素によっておきる食中毒には十分注意が必要だよ。

ここでは黄色ブドウ球菌による病気のうち、代表的なものを紹介するよ。

食中毒

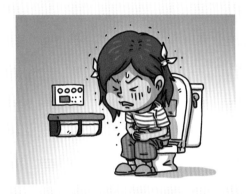

キズのある手で調理をすると、そのキズにいる黄色ブドウ球菌とそれが産み出す毒素が食べものについて、増えてしまうことがあるよ。この毒素は強力で100℃で20分加熱してもなくならない。これを口にすることで食中毒がおきるんだ。

おできやにきび

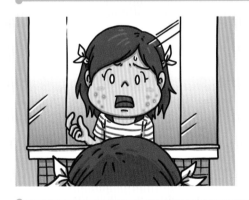

黄色ブドウ球菌は、はだの調子がくずれると数が増えて、おできやにきびなどを引きおこすよ。でも早く治したいからといって顔を洗いすぎるのは逆効果。はだを守るほかの細菌もいなくなってしまうから、治りにくくなるんだ。

重い皮ふ炎

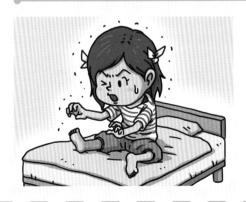

黄色ブドウ球菌が皮ふの奥のほうに入りこむと、蜂窩織炎という重い皮ふ炎を引きおこすことがあるんだ。蜂窩織炎になると、まわりの皮ふが赤くはれてひどく痛むよ。それに、高い熱が出て、入院が必要になることもあるんだ。

とびひの水ぶくれがつぶれちゃった！これからどうなっちゃうの？

むずかしさ ★★★

A つぶれた水ぶくれの周辺に新しい水ぶくれができる

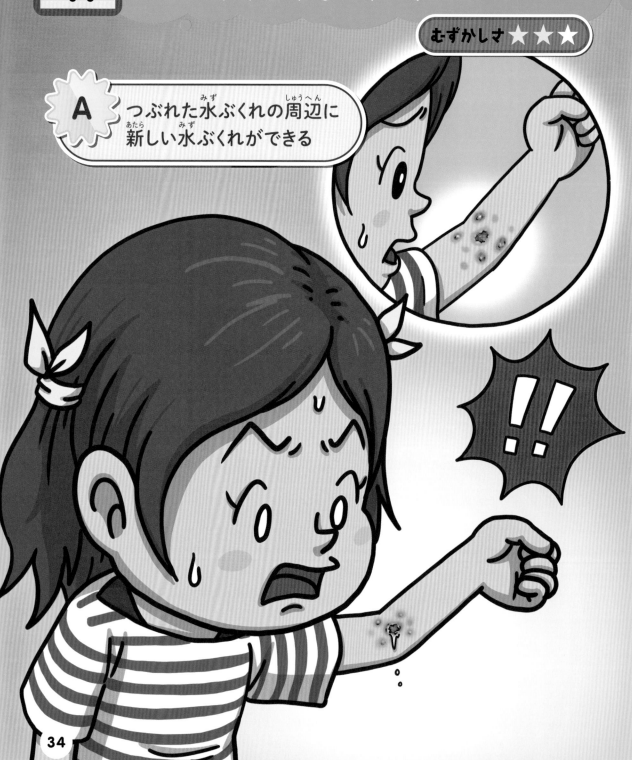

A～Dのなかから
2つ選んでね

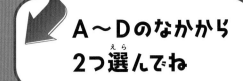

B つぶれた水ぶくれに
ふれた人へうつる

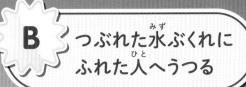

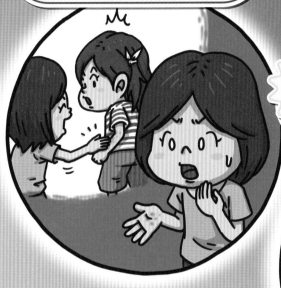

C 細菌がいなくなり、
早く治る

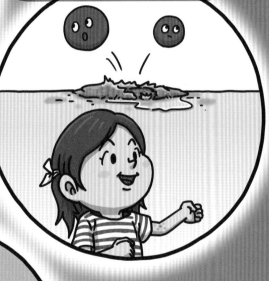

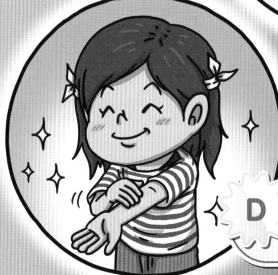

D 水ぶくれがなくなり、
きれいになる

35

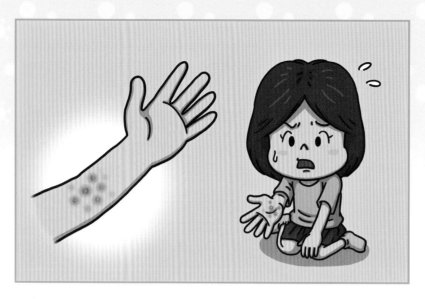

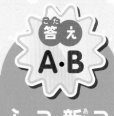

答え
A・B

つぶれた水ぶくれの周辺に新しい水ぶくれができる、つぶれた水ぶくれにふれた人へうつる

水ぶくれはさわらずそのままに！

水ぶくれがつぶれることで感染が広がる

水ぶくれがつぶれると、そこから黄色ブドウ球菌と、黄色ブドウ球菌によってつくられた毒素が飛び出してくるんだ。それが体のべつの場所につくと、そこにも水ぶくれができてしまうよ。また、つぶれた水ぶくれに自分以外の人がふれると、その人にもとびひがうつってしまうこともあるんだ。

気になるからといって水ぶくれをつぶすと、治りにくくなるだけでなく、感染を広げてしまうことになるから注意しようね。

クイズ深掘り！

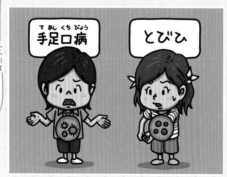

とびひと手足口病のちがいってなに？

とびひと手足口病は似ているけれど、病原体が増える場所が全然ちがうよ。とびひは、細菌が皮ふの表面で増えて毒素をつくり、広がる病気。それにたいして手足口病は、ウイルスが体のなかで増えた結果、皮ふに水ぶくれが出る病気なんだ。

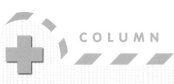
とびひを予防するには？

水ぶくれから出てきた黄色ブドウ球菌と、その毒素は、手からさまざまな物に移動し、さらにそれをさわった人に移動してうつることがあるんだ。だから、とびひ予防には手のケアが重要だよ。ここでは、ケアの方法をいくつか紹介するね。

つめを短く切る

水ぶくれができると、無意識にその部分をかいてしまうことがあるんだ。かきむしると、水ぶくれがつぶれてしまうだけでなく、つめのなかに細菌やその毒素が入りこんで、手洗いをしてもなかなか洗い流せなくなる。だからつめはふだんから短く切って、清潔にしておこう。

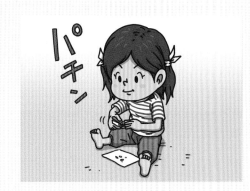

こまめに手を洗う

とびひは、感染した人が水ぶくれをかいた手で、さまざまな場所をさわることで感染を広げてしまうことがあるよ。そうならないためにも、こまめな手洗いが大切なんだ。手のひらや手のこうだけでなく、指のあいだやつめのすきま、手首までよく洗うようにしよう。

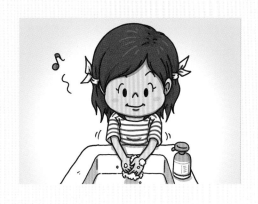

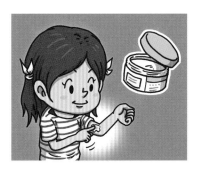

アトピー性皮ふ炎の人はよりていねいにケアすることが重要

アトピー性皮ふ炎の人は、とびひになるとひどくなりやすいんだ。だから、つめ切りや手洗いといったケアを念入りにするほか、保湿クリームなどで、ふだんからはだ荒れや乾燥を防ぐことが大切だよ。

つぶれた水ぶくれは、いったい どうすればいいの？

むずかしさ ★ ★ ★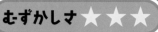

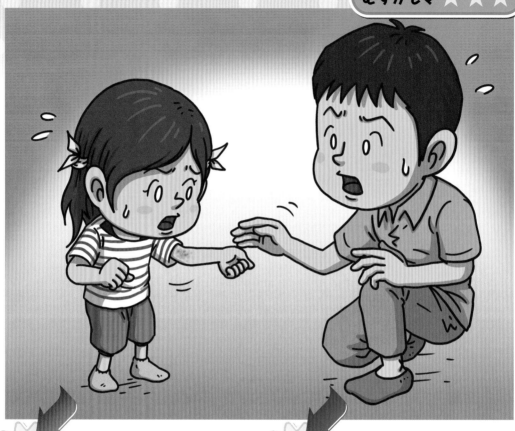

A タオルでふき取って乾かす

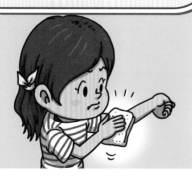

B 洗い流してガーゼでおおう

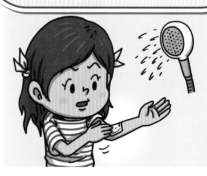

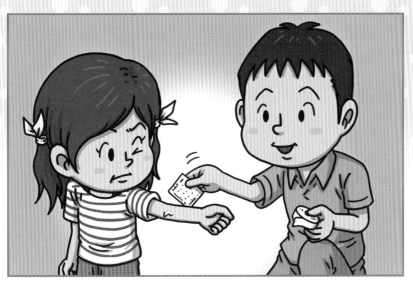

手あてをした後は手をよく洗おう

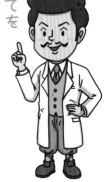

ガーゼでほかの人への感染を防ぐ

　とびひの水ぶくれのなかには細菌とその毒素がたくさん！それらは自分の体だけじゃなく、まわりの人にもとびひを広げてしまう力があるんだ。だから、もし水ぶくれをつぶしてしまったら、まわりの人にうつさないために、石けんで洗い、シャワーでよく流してからガーゼや包帯でおおうことが大事だよ。

　とびひは人にうつりやすく、園や学校で集団感染をおこすことも。とびひになったと思ったら、まずは早めに病院にいこう。

クイズ深掘り！

とびひが悪化すると重い病気に

　とびひが悪化すると、ブドウ球菌性熱傷様皮膚症候群（SSSS）という病気になることも。かかると体の広い範囲の皮ふがやけどのようにはがれるんだ。また、とびひのときに熱が出たら、ほかの重い病気を引きおこしている可能性があるよ。すぐに病院にいこうね。

とびひに効く薬には どんなものがあるのかな？

むずかしさ ★ ★ ★

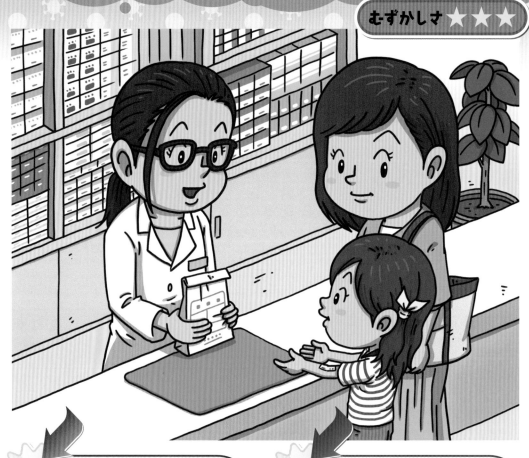

A かゆみ止めと細菌をやっつける薬がある

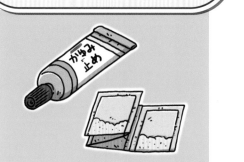

B かゆみ止めしかない

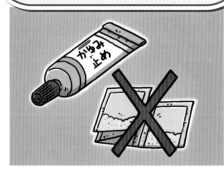

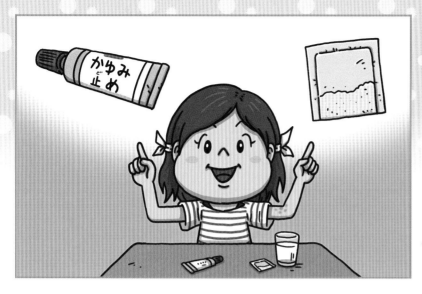

薬が合わないときは
すぐに病院か
薬局に相談しよう！

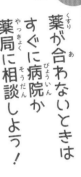
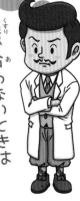

細菌を薬でやっつけて治療する

　とびひはかゆみをおさえるだけでは、完全に治すことはできない。だから、原因となっている細菌をやっつける薬を使って、もとから治す必要があるんだよ。そのため、とびひの薬には、かゆみをおさえる薬と細菌をやっつける薬の両方があるんだ。

　それぞれぬり薬や飲み薬などいろいろあって、病院にいってお医者さんに診断してもらうと、症状に合った薬をもらうことができるよ。

クイズ深掘り！

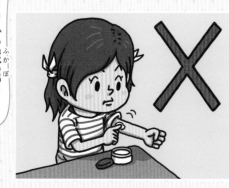

自分の判断で
勝手に薬をぬってはダメ！

　かゆいからといって、自分の判断で勝手にかゆみ止めなどをぬってはいけないよ。とびひの薬はいろいろあって、状態によって必要な薬はちがうんだ。ちゃんとお医者さんにいって診断してもらって、症状に合った薬をもらおうね。

とびひにかかったとき、おふろに入ってもいいの？

むずかしさ ★ ★ ★

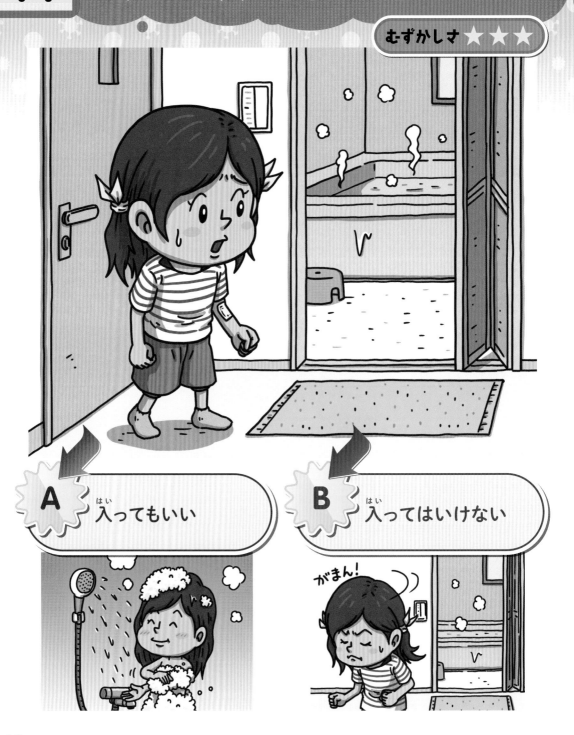

A 入ってもいい

B 入ってはいけない

がまん！

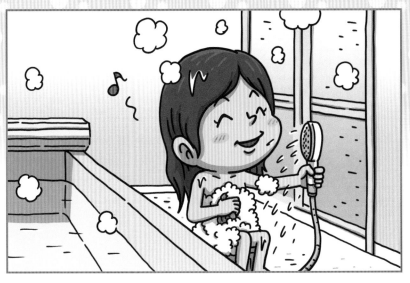

体を清潔にしておくことが大切!

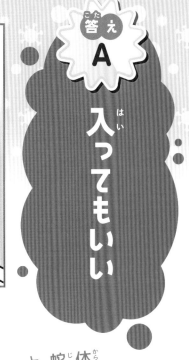
体を洗った後は
蛇口なども
よく洗い流そう!

　とびひに感染しているときは、細菌や毒素が手などにくっついている可能性が高いよ。だから、おふろでそれらをよく洗い流したほうがいいんだ。また、おふろに入らないと、あせもができて、それをかくことでさらに水ぶくれが広がることもあるよ。

　でも、湯船にはつからずにシャワーだけにしよう。水ぶくれの部分はこすらず、石けんを泡立ててやさしく洗い、よく流してね。いつから湯船につかれるかは、お医者さんに相談しよう。

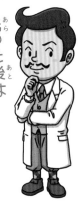

クイズ深掘り!

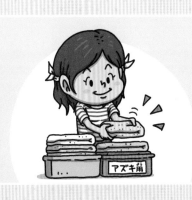

タオルはほかの人と分けて
自分専用のものを使おう

　とびひは、おふろやトイレを出た後に使うタオルからうつることもあるんだ。体や手をごしごしふいたタオルには細菌がいっぱい。これをほかの人が使うことで、感染が広がるよ。とびひのときには、自分専用のタオルを用意してもらおう。

問題 15

水ぶくれがまだ治っていないけれど登校してもいいのかな？

むずかしさ ★★★

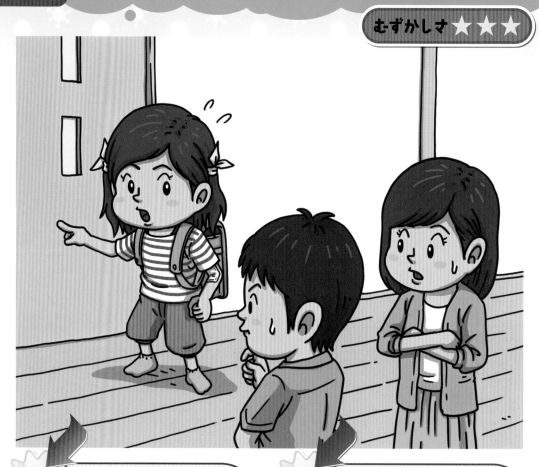

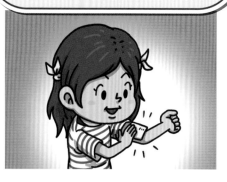

A 水ぶくれをガーゼでおおえば登校できる

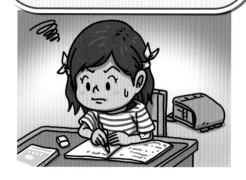

B 水ぶくれがなくなるまで登校してはダメ

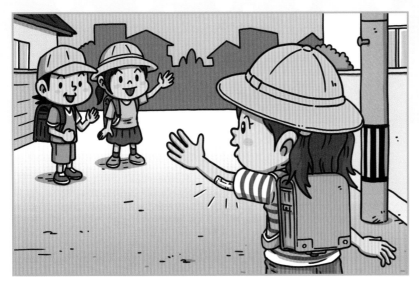

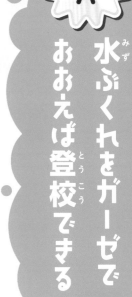
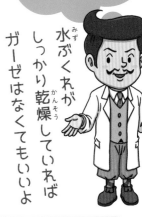

水ぶくれが
しっかり乾燥していれば
ガーゼはなくてもいいよ

ほかの人にうつさない心配りを忘れずに

　とびひには、インフルエンザのように登校してはいけない期間がないんだ。だから、水ぶくれの状態が悪化していたり、熱が出るなど体調が悪くなったりしていなければ、学校にいってもだいじょうぶなんだよ。

　学校にいくときは、水ぶくれをガーゼなどでおおって、まわりの人にうつらないようにしよう。ガーゼは水ぶくれにたいして、大きめにはっておこうね。

クイズ深掘り！

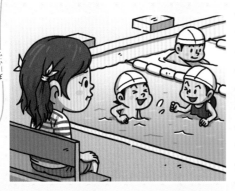

プールは見学したほうがいい

　とびひがはやる夏はプールの季節でもあるよね。でも、もしもプールの授業があるなら、参加はひかえたほうがいいよ。プールの水からはうつらないけれど、タオルの共用などをとおして感染を広げる可能性もあるからね。残念だけど、とびひがひどいときはがまんしたほうがいいよ。

とびひがようやく治った！もうかかることはないのかな？

むずかしさ ★ ★ ★

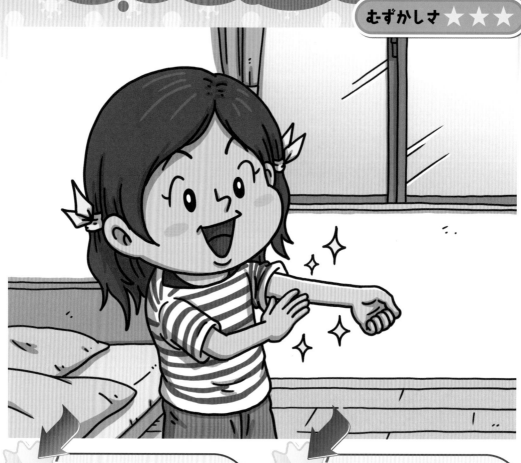

A 一度かかれば、もうかからない

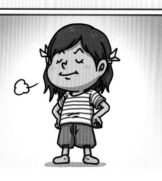

B 何度でもかかる

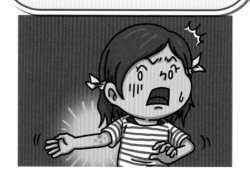

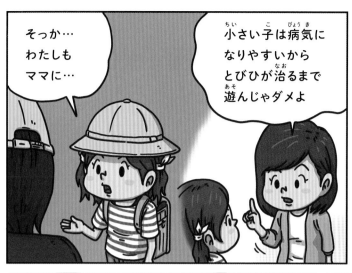

そっか…
わたしも
ママに…

小さい子は病気に
なりやすいから
とびひが治るまで
遊んじゃダメよ

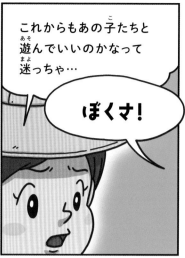

これからもあの子たちと
遊んでいいのかなって
迷っちゃ…

ぼくさ!

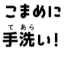
こまめに
手洗い!

心配なときは
マスク!

虫さされは
ひっかかない!

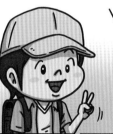
この2つに
気をつける
ことにしたんだ!

やっぱりあの子たちと
遊びたいから…

マコト…

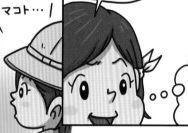
そうだね!

わたしも
気をつけ
なきゃ…

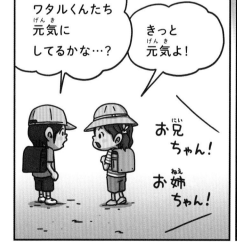
ワタルくんたち
元気に
してるかな…?

きっと
元気よ!

お兄
ちゃん!

お姉
ちゃん!

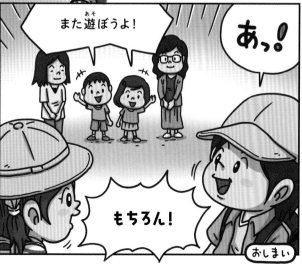
また遊ぼうよ!

あっ!

もちろん!

おしまい

皮ふに症状があらわれる感染症

ここからは、皮ふに症状が出る感染症をまとめて紹介するよ！

name. **手足口病**

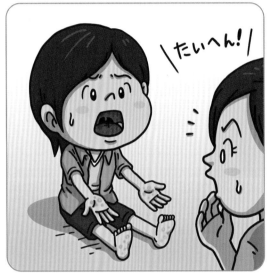

たいへん！

名前のとおり、手のひらや足のうら、口のなかに水ぶくれができる手足口病。おしりなどに水ぶくれができることもあるよ。夏にはやることが多いけれど、冬にも注意が必要。手足口病は原因となるウイルスが何種類かいるため、一度かかってもまたかかる可能性があるやっかいな病気だよ。

予防には手洗いが重要。もしかかったら、トイレの後の手洗いのほか、マスクをしたり、タオルをほかの人と分けたりして、感染が広がるのを防ごう。

data.

病原体

エンテロウイルス
コクサッキーウイルスなど

潜伏期間

3日～6日

危険度

★★☆☆☆

注意する年齢

4歳以下の子ども

薬・ワクチン

抗ウイルス薬はない、ワクチンはない

おもな症状

手のひら、足のうら、口のなかなどの水ぶくれ

出席停止期間

出席停止の決まりはない。熱が下がり、口のなかの水ぶくれの影響を受けず、ふだんの食事がとれるようになれば登校可能。念のため医師に相談。

感染経路

空気感染　空気中にただよう、病原体を吸いこむことで感染

 接触感染　病原体がついた物をさわった手で、鼻や口などをさわることで感染

飛沫感染　せきやくしゃみなどのしぶきのなかにいる病原体を吸いこむことで感染

 糞口感染　うんちにいる病原体が、手から手へうつり、口などから体に入りこむことで感染

name.
とびひ（伝染性膿痂疹）

※ここでは病原体のうつり方（感染経路）が４つ出てきます

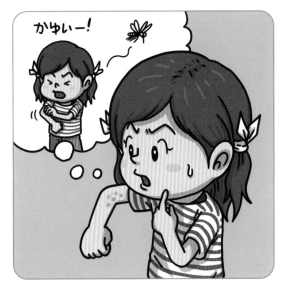

かゆいー！

data.

病原体

黄色ブドウ球菌
A群溶血性レンサ球菌など

潜伏期間

２日〜10日

危険度

★★☆☆☆

注意する年齢

すべての年齢。とくに子ども

薬・ワクチン

抗菌薬がある、ワクチンはない

おもな症状

かゆみをともなう水ぶくれ、うみ、かさぶた

出席停止期間

出席停止の決まりはない。皮ふが乾燥しているか、水ぶくれがガーゼなどでおおえれば登校可能。念のため医師に相談。

感染経路

　細菌が浅いキズに入りこむことでおこるとびひ。原因となるのは、約９割が黄色ブドウ球菌で、１割ほどがA群溶血性レンサ球菌だよ。黄色ブドウ球菌はかゆみのある水ぶくれをつくり、A群溶血性レンサ球菌はうみやかさぶたをつくるんだ。どちらもひっかくと、さらにまわりに広がっていくよ。

　予防のポイントはキズをつくらないこと。ひっかきキズをできにくくするためにふだんからつめを短くしておこう。

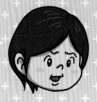

おなかから手足や頭まで、どんどん水ぶくれが広がっていくよ

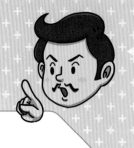

予防ワクチンをまだ接種していない人も多いんだ

name. みず
水ぼうそう（水痘）

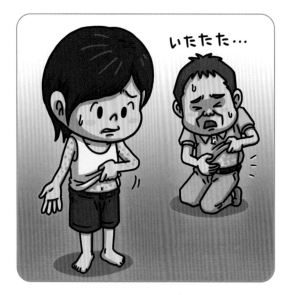

いたたた…

data.

病原体
水痘・帯状疱疹ウイルス

潜伏期間
14日～16日

危険度
★★☆☆☆

注意する年齢
1歳～9歳の子ども

薬・ワクチン
抗ウイルス薬がある

ワクチンがある

おもな症状
かゆみをともなう

赤い小さな発疹、水ぶくれ

出席停止期間
すべての水ぶくれが、かさぶたになるまで。

感染経路

　かゆみのある小さな水ぶくれが全身に広がる水ぼうそう。感染力がとても強く、飛沫感染や接触感染のほかに、空気感染でも広まるため、集団感染をおこすこともあるんだ。

　また、一度かかると体にウイルスが残り続け、将来体力がなくなったときに帯状疱疹としてあらわれることも。

　今は予防ワクチンがあって、1歳から3歳までに2回接種することが国からすすめられているよ。

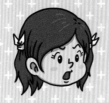
皮ふがうすくて、こすえやすいところで増えるんだって！

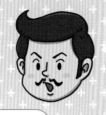
アトピー性皮ふ炎や乾燥はだの人は、とくに注意しよう！

name. みず
水いぼ（伝染性軟属腫）

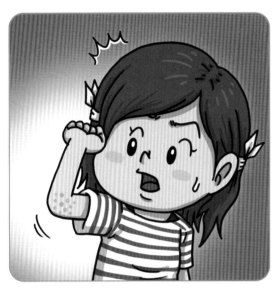

感染すると、白っぽいいぼのような水ぶくれができる水いぼ。水ぶくれは、わきの下や、ひじの内側、ひざのうらなど皮ふがこすれあうところで増えやすいよ。ほとんどの場合、痛みやかゆみはなく、自然に治ることが多いんだ。

乾燥はだやアトピー性皮ふ炎の人は、感染してしまうと、ひどくなりやすいから注意が必要。ふだんから保湿クリームなどで、皮ふを健康に保つためのケアをしっかりしておこう。

data.

病原体
伝染性軟属腫ウイルス

潜伏期間
2週間〜7週間

危険度
★★☆☆☆

注意する年齢
乳幼児（3歳がピーク）

薬・ワクチン
薬（漢方薬など）がある

ワクチンはない

おもな症状
半球状の白っぽい水ぶくれやまれに軽いかゆみ

出席停止期間
出席停止の決まりはない。ひっかいたキズから液体が出ているときにはガーゼなどでおおえば登校可能。念のため医師に相談。

感染経路

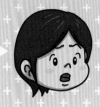
今はワクチンがあるよ！ けれど、まだ受けてない人も多いみたい

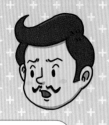
妊婦さんがかかると、たいへんなことになる場合もあるんだよ

name.
風疹（ふうしん）

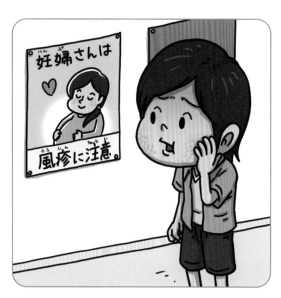

風疹に感染すると、体中に小さな赤い発疹ができて、耳の後ろあたりのリンパ節というところがはれたり、熱が出たりするよ。子どもがかかってもすぐに治ることが多いけれど、おとながかかると重くなりやすいんだ。とくに妊婦さんがかかると、おなかの赤ちゃんがさまざまな障害をおこすことがあるよ。

風疹にはすぐに治せる薬や治療法はないから、かからないことが重要。ワクチンを接種することで予防することができるよ。

data.

病原体
風疹ウイルス

潜伏期間
16日〜18日（最短12日〜最長23日）

危険度
★★☆☆☆

注意する年齢
1歳〜9歳の子ども、妊婦

薬・ワクチン
抗ウイルス薬はない
ワクチンがある

おもな症状
発疹、発熱、リンパ節のはれ

出席停止期間
発疹がなくなるまで。

感染経路

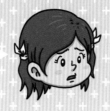

重症になると、亡くなってしまう場合もあるのね

ワクチンによって、しっかり予防することが大事だよ！

name.
はしか（麻疹）

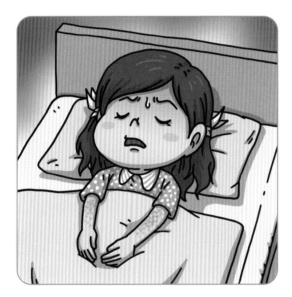

はしかの原因となる麻疹ウイルスは、空気中をただよって人の体に入りこむよ。感染すると、ほおの内側に白い水ぶくれができた後、赤い発疹が全身に広がるんだ。

子どもがかかりやすい病気で、重症の場合亡くなることも。また、おとながかかるとより重症になりやすく、亡くなる確率も1割近くになるんだ。だからこそ予防は欠かせないよ。今は予防ワクチンがあり、接種することによって、風疹と麻疹、2つのウイルスをまとめて防ぐことができるんだ。

data.

病原体
麻疹ウイルス

潜伏期間
8日～12日

危険度
★★★★☆

注意する年齢
2歳未満の子ども、おとな

薬・ワクチン
抗ウイルス薬はない

ワクチンがある

おもな症状
発熱、発疹、せき、鼻水、結膜炎

出席停止期間
熱が下がってから3日たつまで

感染経路

● 著 者

岡田 晴恵（おかだ・はるえ）

白鷗大学教育学部教授。
元国立感染症研究所研究員 医学博士。専門は感染症
学、免疫学、公衆衛生学。学校で流行する感染症の
予防と対策を研究しているほか、テレビ番組への出
演をとおして、感染症をわかりやすく解説すること
にも力を入れている。おもな著書に『人類vs感染症』
（岩波ジュニア新書）、『みんなでからだを守ろう！
感染症キャラクターえほん』『キャラでわかる！ はじ
めての感染症図鑑』（ともに日本図書センター）など。

● イラスト　　　　大野直人
● ブックデザイン　釣巻デザイン室（釣巻敏康・池田彩）
● 編集協力　　　　株式会社 バーネット（高橋修）
● 編集　　　　　　小園まさみ
● 企画・編集　　　株式会社 日本図書センター

※本書で紹介した内容は、
　2020年12月時点での情報をもとに制作しています。

どっちを選ぶ？ クイズで学ぶ！

感染症サバイバル
③手足口病・とびひ（伝染性膿痂疹）

2021年1月25日　初版第1刷発行

著　者　　　岡田晴恵
発行者　　　高野総太
発行所　　　株式会社日本図書センター
　　　　　　〒112-0012 東京都文京区大塚3-8-2
　　　　　　電話 営業部　03-3947-9387
　　　　　　　　　出版部　03-3945-6448
　　　　　　http://www.nihontosho.co.jp

印刷・製本　　図書印刷 株式会社

©2021 Nihontosho Center Co.Ltd.　　　Printed in Japan
ISBN978-4-284-20483-5 C8347（第3巻）

NDC491

どっちを選ぶ？クイズで学ぶ！
感染症サバイバル
③手足口病・
　とびひ（伝染性膿痂疹）
著・岡田晴恵
日本図書センター
2021年　56P　23.7cm×18.2cm